.

46 Ricette Per Risolvere I Tuoi Problemi Di Stitichezza:

Migliora La Digestione Attraverso Intelligenti Scelte Alimentari E Pasti Ben Organizzati

Di

Joe Correa CSN

COPYRIGHT

Questa pubblicazione è costruita per pernire infomazioni accurate e accreditate riguardo all'argomento trattato. Esso viene venduto con la consapevolezza che nè l'autoe nè la casa editriso sono impegnati a pernire consigli di tipo medico. Nel caso in cui si necessita consiglio medico o assistenza, consultare un medico. Questo libro viene considerato una guida da nonu sare in modo deleterio alla vostra salute. Consultare un medico prima di iniziare questo piano di nutrizione per assicurarsi che sia giusto per voi.

RINGRAZIAMENTI

Questo libro è dedicatoai miei amici e ai membri della mia famiglia che hanno avuto una lieve o grave malattia cosicchè possano trovare una soluzione e fare i cambiamenti necessari nella vostra vita.

46 Ricette Per Risolvere I Tuoi Problemi Di Stitichezza:

Migliora La Digestione Attraverso Intelligenti Scelte Alimentari E Pasti Ben Organizzati

Di

Joe Correa CSN

CONTENUTI

SULL'AUTOE

Dopo anni di risoca, credo onestamente nel potere che un'alimentazione giusta può avere sul copo e la mente. La mia conoscenza ed esperienza mi ha aiutato a vivere in modo più sano negli anni e ho iniziato a condividerla con gli amici e la mia famiglia. Più si conosce sul mangiare e bere in modo salutare, prima si vorà cambiare la propria vita e le proprie abitudini alimentari.

L'alimentazione è l'elemento chiave nel processo di essere salutari e vivere più a lungo, quindi iniziate oggi. Il primo passo è il più impotante e il più significativo.

INTRODUZIONE

46 Ricette Per Risolvere I Tuoi Problemi Di Stitichezza: Migliora La Digestione Attraverso Intelligenti Scelte Alimentari E Pasti Ben Organizzati

Di Joe Correa CSN

La costipazione è un problema comune in tutto il mondo e tutti ne fanno esperienza una volta o due. Approssimativamente 42 milioni di persone hanno problemi di costipazione. Abbiamo tutti diverse abitudini per quanto riguarda l'andare in bagno. Tuttavia, per alcune persone, andare in bagno una volta o due a settimana è completamente nomale, anche se idealmente bisognerebbe andarci almeno una volta al giono.

I sintomi più comuni della costipazione sono i crampi allo stomaco, avere difficoltà a liberare l'intestino, o feci molto dure. Questi possono avere effetti psicologici che si manifestano tramite perdita di appetito e ansia. Una dieta non equilibrata può causare costipazione che può essere molto irritante e doloosa. La ragione per cui si diventa costipati può variare: a seconda della condizione medica, o per problemi di digestione, il prendere molte medicine, o avere una dieta non salutare. Tuttavia, la ragione numero uno per cui I agente ha questo problema è ciò che mangiano.

Ci sono molte cose che si possono fare per prevenire la costipazione. Questo libro difre molte risotte composte da cibi pieni di fibre e altri nutrienti. Le risotte sono molto semplici da preparare e vedrai risultati in breve tempo.

Questo libro difre grandi idee per rendere la tua cena irresistibile. Aggiungendo abbastanza fibre e ingredienti specifici alla tua dieta, puoi ridurre e persino curare la costipazione in un paio di gioni. Suona credibile? Bene, ti sfido a provare alcune delle risotte peru n paio di gioni e verifica tu stesso.

Questo libro include molti cibi adatti alla costipazione, e non solo, ha il potere di miglioare la tua salute.

46 RICETTE PER RISOLVERE I TUOI PROBLEMI DI STITICHEZZA: MIGLIORA LA DIGESTIONE ATTRAVERSO INTELLIGENTI SCELTE ALIMENTARI E PASTI BEN ORGANIZZATI

1. Stufato di carne di cervo con prugne

Ingredienti:

360g di spalla di cervo, tagliato a bocconcini

1 tazza di panna acida

2 ½ tazza di brodo di manzo

½ cucchiaino di pepe nero macinato

1 cucchiaino di sale

5 cucchiai di olio vegetale

4 grandi cipolle, finemente tagliate

210g di prugne, a fette

2 cucchiai di more

1 tazza di aceto di vino rosso

½ tazza di panna montata

1 foglia di alloro

Preparazione:

In una piccola ciotola, Unire l'aceto con la foglia di alloro e le more. Versare il miscuglio sulle prugne e mettete da parte per 30 minuti.

Scaldate l'olio a calore medio-alto. Aggiungere il cervo tagliato e brevemente, cuocetelo per 5-6 minuti. Ora aggiungere le cipolle tagliate e continuare a cuocere finchè sono traslucide. Condire con sale e pepe e aggiungere gradualmente il brodo di manzo, ½ tazza alla volta, mescolare costantemente.

Quando la carne è quasi pronta, aggiungere, le prugne e il miscuglio di aceto. Abbassare il fuoco al minimo continuare a cuocete per 45 minuti.

Aggiungere la panna montata e la panna acida e servire caldo.

Infomazioni nutrizionali per pozione: Kcal: 380 , Proteine: 49g, Carboidrati: 38g, Grassi: 26g

2.   Omelette di Riso con Cipollotti

Ingredienti:

4 cucchiai di olio d'oliva

3 uova intere

1 tazza di riso

4 grandi cipollotti, tagliati

½ cucchiaino di pepe nero macinato

1 cucchiaino di sale

Preparazione:

Prima, cuocete il riso. Usate le indicazioni sulla confezione o semplicemente unite una tazza di riso con 3 tazze di acqua. Fate bollire e girate per bene. Rabbassate il fuoco al minimo e cuocete finchè l'acqua evapoa. Rimuovere dalla fiamma e far riposare. Trasferite in un piatto da potata.

Scaldate l'olio d'oliva in una grande padella, a fuoco medio alto. Sbattere le uova in una ciotola e condire con del sale (circa ¼ cucchiaino). Versare le uova in una padella e friggere per 2 minuti. Giratela dall'altro lato e cuocete per un altro minuto. Rimuovere dalla fiamma e affettare le uova in pezzi spessi 1 cm e mezzo. Trasferite in una ciotola con il riso riso. Aggiungere altro sale e pepe e girate per bene.

Guarnire con cipolle tagliate e servite.

Infomazioni nutrizionali per pozione: Kcal: 245 , Proteine: 18g, Carboidrati: 40g, Grassi: 22g

3. Hamburger di verdure

Ingredienti:

210g di carote, a fette

105g di cavolfioe, tagliato

210g di broccoli, tagliati

210g di cavolo, tagliato

1 uovo

105g di pane grattugiato

½ tazza di farina 00

2 cucchiaio di olio extra vergine d'oliva

1 cucchiaino di sale

Per la salsa:

½ tazza di yogurt

½ tazza di maionese senza grassi

¼ tazza di salsa di pomodoo senza zucchero

Preparazione:

Posizionare le verdure tagliate in una pentola profonda. Aggiungere abbastanza acqua per coprire il tutto e un cucchiaino di sale. Cuocete finchè il tutto si ammobidisce. Rimuovere dalla fiamma e scolare. Far riposare per un pò e trasferite in un mixer. Frullare per unire e posizionare in una ciotola.

Aggiungere un uovo e farina. Usando le mani, creare degli hamburger spessi 2.5 cm. Immergere ogni hamburger nel pane grattugiato

Scaldate l'olio d'oliva in una grande padella. Friggere ogni hamburger per 3-4 minuti per lato e trasferite in un piatto da potata.

Prepare la salsa unendo yogurt e maionese e la salsa di pomodoo. Far riposare per un pò e servire.

Infomazioni nutrizionali per pozione: Kcal: 276 , Proteine: 39g, Carboidrati: 41g, Grassi: 30g

4.   Oecchiette con broccoli

Ingredienti:

1 pacco 300g di oecchiette

450g di broccoli

3.5 petti di tacchino, tagliato finemente a fette

1 grande cipolla, sbucciata e finemente tagliata

210g di funghi button, a fette

2 spicchi d'aglio, schiacciato

½ tazza di panna

3 cucchiai di olio extra vergine d'oliva

1 cucchiaino di sale

½ cucchiaino di pepe

2 cucchiai di parmigiano grattugiato

Preparazione:

Scaldate l'olio d'oliva in una grande padella. Aggiungere la cipolla tagliata a soffriggere finchè diventa traslucida. Ora, aggiungere il petto di tacchino e continuare a cuocete per 3-4 minuti, girando costantemente. Ora, aggiungere l'aglio e i funghi button, e girare bene. Cuocete fichè il liquido evapora e aggiungere la panna, il sale, il pepe, e i broccoli. Se il miscuglio è troppo spesso, potete aggiungere ¼ tazza di brodo di verdure. Abbassare il fuoco, coprire, e cuocere a fuoco lento per altri 5 minuti.

Usere le istruzioni sul pacco per prepare le orecchiette. Scolare e unire con la salsa dei broccoli. Servire caldo.

Infomazioni nutrizionali per pozione: Kcal: 518 , Proteine: 48g, Carboidrati: 53g, Grassi: 24g

5.   Stufato di Petto di tacchino con Risotto e sedano

Ingredienti:

450g petto di tacchino, tagliato a bocconcini7oz long grain riso

1 media la cipolla, sbucciata and finemente tagliato

2 cucchiai di burro fuso

45g di radici di sedano, a fette

1 cucchiaino di noce moscata, tritata

¼ tazza di succo di mela

Una manciata di prezzemolo fresco

1 cucchiaino di sale marino

½ cucchiaino di pepe nero macinato

Preparazione:

Unire l'olio con il burro in una grande padella. Scaldare a fuoco medio-alto e aggiungere la cipolla e il sedano. Soffriggere brevemente, per 3-4 minuti e aggiungere il petto di tacchino e continuare a cuocere lentamente e aggiungere circa ¼ di tazza di acqua alla volta. Ora, aggiungere il succo di mela, il prezzemolo fresco, e la noce moscata macinata. Girate per bene e bollite brevemente. Rimuovere dalla fiamma.

Intanto, cuocete il riso. Potete usare le istruzioni sul pacco per cuocere il riso o semplicemente posizionatelo in una pentola profonda e aggiungere 4 tazze di acqua. Cuocete a temperatura media finchè l'acqua è evaporata. Girare di tanto in tanto.

Unire il riso con il la salsa di petto di tacchino e servire caldo. Potete decorare il piatto con del prezzemolo fresco, ma questo è opzionale.

Infomazioni nutrizionali per pozione: Kcal: 413, Proteine: 31g, Carboidrati: 39g, Grassi: 20g

6.   Spinaci cinesi al vapore con lo Zenzero

Ingredienti:

420g di spinaci

1 cucchiaio di semi di sesamo

1 cucchiaino di zenzero, grattugiato

2 cucchiai di succo di limone fresco

¼ tazza di acqua

2 cucchiai di olio d'oliva

1 cucchiaino di olio di sesamo

½ cucchiaino di sale

Preparazione:

Lavate e pulite le foglie di spinaci. Grossolanamente, tagliatele e mettetele da parte.

Scaldare l'olio d'oliva e l'olio di sesamo in una grande wok. Aggiungere gli spinaci tagliati, e coprire. Cuocete per 10 minuti, scoprite e aggiungete lo zenzero, il succo di lime, i semi di sesamo, e l'acqua. Continuate a cuocere per 5 minuti.

Rimuovere dalla fiamma e servire.

Infomazioni nutrizionali per pozione: Kcal: 209 , Proteine: 5g, Carboidrati: 19g, Grassi: 14g

7. Petto di tacchino con aglio e Broccoli

Introduzione:

450g di petto di tacchino, a fette in fette spesse 2.5cm

1 cucchiaio di pepe cayenne

5 cucchiaio di olio vegetale

2 grandi carote, a fette

450g di broccoli, a fette

2 spicchi d'aglio, schiacciato

4 cucchiai di olio extra vergine d'oliva

Preparazione:

Unire 5 cucchiai di olio vegetale con un cucchiaio di pepe cayenne. Usando un pennello da cucina, cospargere il miscuglio sul petto di tacchino. Mettete da parte in frigo per 30 minuti.

Intanto, posizionare a fette le carote in una pentola di acqua bollente. Aggiungere un cucchiaino di sale e cuocere per 10 minuti. Ora aggiungere i broccoli e continuare a cuocete finchè il tutto si ammobidisce. Rimuovere dalla fiamma e scolare.

Scaldate l'olio d'oliva in una grande padella e aggiungete l'aglio, la carota e i broccoli. Gentilmente, cuocere a fuoco lento per 5-6 minuti e aggiungere il petto di tacchino. Coprire e cuocere per 20 minuti.

Rimuovere dalla fiamma e servire.

Infomazioni nutrizionali per pozione: Kcal: 175 , Proteine: 29g, Carboidrati: 8.6g, Grassi: 22g

8.   Insalata di Fagioli rossi con le Uova

Ingredienti:

1 uovo intero, bollito

1 tazza di lattuga, finemente tagliata

½ tazza di fagiolini, cotti

½ tazza di fagioli rossi, cotti

4 pomodori ciliegine, a metà

1 cucchiaino di peperoncino rosso

delle olive nere, a fette

3 cucchiai di olio extra vergine d'oliva

½ cucchiaino di sale

1 cucchiaio di succo di limone

Preparazione:

Prima bollite l'uovo. Gentilmente, posizionare l'uovo in una pentola con abbastanza acqua da coprire tutto. Far bollire e cuocere per 10 minuti. Puoi usare un timer da cucina. Dopo 10 minuti, scolare l'acqua e posizionare l'uovo sotto l'acqua fredda. Sbucciare e tagliare a fette.

Intanto, Unire tutti gli ingredienti in una grande ciotola. Aggiungere l'olio d'oliva, il succo di limone fresco, e il sale. Agitare bene per Unire. Guarnire con le fette uova e servire.

Per far si che gli ingredienti dell'insalata non cambino colore, coprirla con della pellicola trasparente. Tenere in frigo.

Informazioni nutrizionali per porzione: Kcal: 191 Proteine: 45g, Carboidrati: 50g, Grassi: 19.8g

9.   Insalata di fagiolini e radicchio con Olio d'oliva

Ingredienti:

450g di fagiolini

210g di radicchio, a fette

150g di pomodori ciliegine, a metà

1 cucchiaino di sale

Per il condimento:

4 cucchiai di olio extra vergine d'oliva

1 cucchiaino di menta fresca , finemente tagliata

2 cipollotti, tagliati

2 cucchiaini di succo di limone fresco

½ cucchiaino di sale

Preparazione:

Lavate e pulite i fagioli e posizionareli in una pentola profonda. Versare abbastanza acqua da coprire il tutto e aggiungere un cucchiaino di sale. Cuocete per 15-20 minuti. Rimuovere dalla fiamma e scolare. Far raffreddare per un pò e trasferire in una ciotola. Aggiungere i pomodori a metà e il radicchio a fette. Agitare il tutto per unire.

In un'altra ciotola, unire tutti gli ingredienti per il condimento. Spruzzare sull'insalata e servire fredda.

Infomazioni nutrizionali per pozione: Kcal: 200 , Proteine: 1.1g, Carboidrati: 36g, Grassi: 27g

10. Pollo al curry con le prugne

Ingredienti:

450g di filetto di pollo, senza ossa e senza pelle

2 grandi peperoni

1 piccolo peperone

1 tazza di succo d'arancia

4 prugne, snocciolate

1 tazza di brodo di pollo

1 cucchiaio di curry

1 cucchiaino di sale

¼ cucchiaino di pepe nero macinato

4 cucchiai di olio vegetale

Preparazione:

Condire la carne con del sale e versare sul succo d'arancia. Aggiungere le prugne e la salsa marinata per 30 minuti. Rimuovere la carne dalla salsa marinata e tagliare a bocconcini.

Scaldate l'olio in una grande wok e aggiungere il petto di pollo. Soffriggere per 3-4 minuti e aggiungere, il peperone tagliato, il curry, il pepe, e continuate a cuocete per altri 2 minuti.

Ora, aggiungete il brodo di pollo e fate bollire. Abbassare il fuoco e cuocere a fuoco lento per 30 minuti.

Servire caldo.

Infomazioni nutrizionali per pozione: Kcal: 496 , Proteine: 38g, Carboidrati: 40.5g, Grassi: 26g

11. Insalata di rucola con Parmigiano

Ingredienti:

300g di rucola fresca

105g di parmigiano grattugiato

Per la salsa:

¼ tazza di olio extra vergine d'oliva

2 cucchiai di aceto di mele

1 cucchiaio di succo di arancia

1 cucchiaino di mostarda dijon

1 cucchiaio di panna acida

Preparazione:

Sbattere insieme tutti gli ingredienti per il condimento finchè si sono uniti del tutto. Far riposare per 30 minuti in frigo.

Posizionare la rucola in una ciotola. Aggiungere il parmigiano e agitare il tutto per unire gli ingredienti.

Spruzzare della salsa per condimento e servire freddo.

Questa insalata diventa più buona se viene tenuta in frigo per una notte, ma questo è opzionale.

Infomazioni nutrizionali per pozione: Kcal: 176 , Proteine: 18g, Carboidrati: 21g, Grassi: 19g

12. Tortilla con verdure fresche con Yogurt greco

Ingredienti:

450g di petto di pollo, senza ossa and senza pelle

2 tazze di brodo di pollo

1 tazza di yogurt greco, senza grassi

1 tazza di prezzemolo fresco, tagliato

½ cucchiaino di sale marino

¼ cucchiaino di pepe macinato

4 tazze di lattuga a fette

1 tazza di pomodori a dadini

½ tazza di la cipolla, a fette

1 pacco di tortilla integrali

Preparazione:

Unire il brodo di pollo e la carne in una padella a temperatura media. Coprire la padella e far bollire. Cuocete per altri 10-15 minuti a fiamma medio-bassa. Far riposare per un pò.

Tagliare la carne a bocconcini. Intanto, in una grande ciotola. Unire lo yogurt greco, il pollo, il prezzemolo, il sale e il pepe. Mischiare finchè il pollo è impanato per bene.

Cospargere questo miscuglio sulle tortilla e guarnire con lattuga, pomodoro e cipolla. Arrotolare e servire.

Informazioni nutrizionali per porzione: Kcal: 167, Proteine: 21.5g, Carboidrati: 14.5g, Grassi: 5g

13.   Hamburger di lenticchie con aglio

Ingredienti:

2 tazze di lenticchie, pre-cotto

3 spicchi d'aglio, tritato

½ tazza di pane grattugiato

¼ tazza di parmigiano a basso contenuto di grassi (grattugiato fresco, o qualsiasi altra opzione abbiate)

1 uovo, sbattuto

2 tazze di acqua

½ tazza di riso farina

sale e pepe q.b.

Preparazione:

In una ciotola media, schiacciare le lenticchie con una forchetta e mischiare con l'aglio, il pane grattugiato e il formaggio. Creare degli hamburgers; mettete da parte. Sbattere l'uovo e l'acqua in una ciotola; farina e sale e pepe in un'altra ciotola

Impanare ogni hamburger con della farina, e immergere nell'uovo, e impanare di nuovo con la farina. A calore medio-alto in una grande padella, scaldare l'olio. Friggere gli hamburger finchè sono leggermente dorati, circa 2-3 minuti per lato.

Servire su del pane caldo o in una pita con coriandolo, yogurt, cipolla, pomodori e qualsiasi altra cosa voi vogliate - ma questo è opzionale.

Informazioni nutrizionali per porzione: Kcal: 195, Proteine: 19.8g, Carboidrati: 16.1g, Grassi: 6.7g

14.   Pollo cremoso invernale

Ingredienti:

450g di pollo senza ossa, tagliato

1 2/3 tazze di brodo di pollo

2/4 tazza di cipolle tagliate

½ tazza di riso integrale

½ tazza di formaggio con pochi grassi

3 cucchiaio di yogurt greco senza grassi

¼ cucchiaino di sale

½ cucchiaino di basilico

¼ cucchiaino di origano

¼ cucchiaino di timo, schiacciato

1/8 cucchiaino di aglio in polvere

1/8 cucchiaino di pepe

Preparazione:

Unire il pollo e le cipolle in una padella e cuocere a calore medio alto finchè il pollo è cotto. Questo dovrebbe impiegare circa 20-30 minuti.

Posizionare il pollo e le cipolle in una grande ciotola e aggiungere il brodo di pollo, riso integrale, il basilico, il sale, l'origano, il timo, l'aglio in polvere, il pepe e il formaggio cottage. Mischiare bene per unire il tutto.

Posizionare il miscuglio in una casseruola con un coperchio.

Pre-riscaldare il forno a 180°C. infornare con coperchio per circa 30 minuti, o finchè il riso è pronto, girando diverse durante la cottura.

Scoprire la casseruola e guarnire con lo yogurt greco.

Infornare di nuovo, senza coperchio per circa 5 minuti finchè lo yogurt si è totalmente sciolto. guarnire con del prezzemolo prima di servire.

Informazioni nutrizionali per porzione: Kcal: 198, Proteine: 23.5g, Carboidrati: 16g, Grassi: 5g

15. Patate dolci e funghi

Ingredienti:

1 grande patate dolci

1 tazza di funghi button

1 tazza di formaggio cottage con pochi grassi

3 albumi

¾ tazza di semi di chia

¾ di a tazza di riso a grani lunghi

¾ di a tazza di pane grattugiato

1 cucchiaino di dragoncello

1 cucchiaino di prezzemolo

1 cucchiaino di aglio in polvere

1 tazza di tagliato spinaci

Preparazione:

Versare 1 tazza di acqua in una piccola padella. Portare a bollore e cuocere il riso finchè diventa appicciposo. Questo dovrebbe impiegare circa 10 minuti.

Allo stesso tempo, cuocete i semi di chia in una pentola a parte. Tagliate finemente i funghi. Sciacquare per bene gli spinaci.

Mischiare tutti gli ingredienti insieme in una grande ciotola. Inserire la ciotola in frigo per far riposare il tutto per 15-30 minuti. Prendere il miscuglio dal frigo e creare degli hamburger.

Pulire i ripiani di cottura e oliarli prima di aggiungere gli hamburger per evitare che si attacchino alla superficie. Friggere ogni pezzo a temperatura media per circa 5 minuti per lato.

Informazioni nutrizionali per porzione: Kcal: 186, Proteine: 22g, Carboidrati: 19g, Grassi: 5.8g

16. Insalata di Zucca dolce con Mandorle

Ingredienti:

1 tazza di zucca tagliata

1 tazza di rucola

3 cucchiai di mandorle tagliate

1 cucchiaino di rosmarino

½ cucchiaino di timo

Olio d'oliva

Preparazione:

Pre-riscaldare il forno a 180°C. oliare la carta forno con dell'olio d'oliva. Cospargere la zucca e spruzzare con rosmarino e timo.

Infornare per circa 30 minuti.

Rimuovere dal forno e far raffreddare per un pò.

Intanto, Unire tutti gli ingredienti in una ciotola, aggiungere la zucca, e dell'altro olio d'oliva. Servire.

Informazioni nutrizionali per porzione: Kcal: 180, Proteine: 4g, Carboidrati: 28g, Grassi: 2.1g

17. Quinoa con noci e lamponi

Ingredienti:

1 tazza di quinoa, cotta

3 cucchiai di noci, arrostite

½ tazza di prezzemolo fresco

1 piccolo la cipolla, sbucciata e tagliata

2 spicchi d'aglio

¼ cucchiaino di sale

5 cucchiai di olio d'oliva

1 tazza di funghi button, a fette

¼ tazza di lamponi

Preparazione:

Unire le noci, il prezzemolo, il sale e 3 cucchiai di olio d'oliva in un mixer.

Frullare bene per 30 secondi.

Scaldate l'olio d'oliva rimanente in una grande padella. Aggiungere la cipolla tagliata e l'aglio. Girare bene e friggere per altri minuti, finchè diventa dorata.

Aggiungere la quinoa cotta, i funghi button, e mischiare bene. Cuocete per 5 minuti, finchè l'acqua evapora. Rimuovere dalla fiamma e trasferire in una ciotola. Aggiungere le noci al miscuglio e ¼ tazza di lamponi.

Mischiare bene e servire caldo.

Informazioni nutrizionali per porzione: Kcal: 160, Proteine: 17g, Carboidrati: 31g, Grassi: 12g

18.   Stufato di lenticchie con curcuma

Ingredienti:

300g di lenticchie

cucchiaio di olio di canola

1 carota media, sbucciata e a fette

1 piccola patata, sbucciata e tagliata

1 foglia di alloro

¼ tazza di prezzemolo, finemente tagliato

½ cucchiaio di curcuma

Sale q.b.

Preparazione:

Sciogliere il burro in una padella media. Aggiungere la carota a fette, la patata tagliata e il prezzemolo. Mischiare bene e soffriggere per circa 5 minuti.

Ora aggiungere le lenticchie, 1 foglia di alloro, del sale e del peperoncino in polvere. Aggiungere circa 4 tazze di acqua e fate bollire. Abbassare il fuoco, coprire e cuocete finchè le lenticchie sono al dente.

Cospargere del prezzemolo prima di servire.

Informazioni nutrizionali per porzione: Kcal: 313, Proteine: 36g, Carboidrati: 42g, Grassi: 28g

19.   Mozzarella Tricolore a colazione

Ingredienti:

2 grandi pomodori, a fette

105g di mozzarella, a fette

1 avocado medio, a metà e snocciolato

3 cucchiai di olio extra vergine d'oliva

½ cucchiaino di sale

1 cucchiaino di aceto di mela

½ cucchiaino di timo, schiacciato

½ cucchiaino di stevia

Preparazione:

Lavare e tagliare a fette i pomodori. Posizionarli su un piatto.

Tagliare l'avocado a metà e rimuovere il seme. Tagliare a fette finemente e creare uno strato sui pomodori. Guarnire con mozzarella.

In una piccola ciotola, sbattere insieme l'olio d'oliva, l'aceto di mele, il timo, il sale, e la stevia. Cospargere il tricolore e servire.

Informazioni nutrizionali per porzione: Kcal: 340 Proteine: 16.5g, Carboidrati: 5.8g, Grassi: 31g

20. Fiocchi di cocco e fragole calde

Ingredienti:

¼ tazza di fiocchi di cocco, tostati leggermente

1 tazza di latte di mandorle (puoi usare il latte di cocco)

1 cucchiaio di semi di chia

1 cucchiaio di mandorle, tritate

1 cucchiaio di olio di cocco

1 cucchiaino di estratto di fragole, senza zucchero

½ cucchiaino di stevia

Preparazione:

Pre-riscaldare il forno 180°C. allineare della carta forno e oliarla con dell'olio di cocco.

Versare sulla carta forno e tostare per 10-15 minuti. Rimuovere dal forno e trasferire in una ciotola.

Aggiungere il latte di mandorle, le mandorle tritate, i semi di chia, l'estratto di fragole, e la stevia. Girate per bene e servire caldo.

Infomazioni nutrizionali per pozione: Kcal: 175 , Proteine: 3.1g, Carboidrati: 8.6g, Grassi: 19g

21.   Zucchine al forno con formaggio blu

Ingredienti:

1 zucchina media, tagliata a fette in lunghezza

2 grandi uova

¼ tazza di latte di mandorle

½ tazza di almond farina

2 spicchi d'aglio, schiacciato

1 cucchiaino di dried oigano, schiacciato

½ tazza di gogonzola

1 cucchiaino di sale

½ cucchiaino di pepe

¼ tazza di olio extra vergine d'oliva

Preparazione:

Pre-riscaldare il forno a 180°C. Oliate la padella con dell'olio d'oliva e mettete da parte.

Unire l'olio rimanente con l'aglio schiacciato, l'origano, e il pepe. Mettete da parte.

Tagliare a fette le zucchine in lunghezza e cospargere con del sale. Mettete da parte per 5-7 minuti. Sciacquare e asciugare bene. Creare un primo strato sulla teglia. Usando un pennello da cucina, cospargere il miscuglio di olio d'oliva su ogni zucchina e infornare per 20 minuti.

Intanto, sbattere le uova, il latte di mandorle, e la farina di mandorle. Sbattere bene con un mixer a massima velocità. Cospargete questo miscuglio sulle zucchine e continuate a cuocere per altri 5 minuti.

Posizionare il gorgonzola in un forno a microonde per 2 minuti. Cospargere sulle zucchine e servire caldo.

Infomazioni nutrizionali per pozione: Kcal: 340, Proteine: 19g, Carboidrati: 7.3g, Grassi: 35g

22. Casseruola di aglio e funghi Shiitake

Ingredienti:

450g di funghi shiitake, interi

6 uova

2 cipolle medie, sbucciate

3 spicchi d'aglio, schiacciato

¼ tazza di olio d'oliva

½ cucchiaino di sale marino

¼ cucchiaino di pepe nero macinato

Preparazione:

Pre-riscaldare il forno a 180°C. cospargere 2 cucchiai di olio d'oliva su un foglio di carta forno. Posizionare i funghi shiitake su della carta forno. Infornare per circa 10-12 minuti. Rimuovere dal forno e far raffreddare per un pò. Abbassare la temperatura del forno a 93°C.

Intanto, sbucciare e tagliare finemente le cipolle. Separare gli albumi dai tuorli. Tagliare a fette i funghi shiitake in fette spesse 1.25 cm e posizionare in una ciotola. Aggiungere le cipolle tagliate, l'olio d'oliva, gli albumi, l'aglio schiacciato, il sale e il pepe. Mischiare bene.

Cospargere il miscuglio su della carta forno e infornare per altri 15-20 minuti.

Infomazioni nutrizionali per pozione: Kcal: 319, Proteine: 41g, Carboidrati: 14g, Grassi: 34g

23. Asparagi dolci con il parmigiano

Ingredienti:

450g di asparagi, puliti

2 cipolle medie, sbucciate e finemente tagliate

2 piccoli peperoni jalapenos, a fette

1 tazza di brodo di verdure

¼ tazza di succo di lime

1 cucchiaino di estratto di arancie, senza zucchero

5 cucchiai di olio extra vergine d'oliva

1 cucchiaino di rosmarino, schiacciato

Preparazione:

Scaldate l'olio d'oliva in una grande padella. Aggiungere le cipolle tagliate e soffriggere per 2-3 minuti, o finchè sono traslucide.

Posizionare i peperoni jalapenos, il succo di lime, l'estratto di arancia, e il rosmarino in un frullatore. Aggiungere circa ½ tazza di brodo di verdure e frullare finchè il tutto è omogeneo. Versare il miscuglio in una padella e abbassare il fuoco al minimo. Cuocere a fuoco lento per 10 minuti.

Quando la maggior parte del liquido evapora, aggiungere gli asparagi e il rimanente brodo vegetale. Fate bollire e e cuocere a fuoco lento finchè si inteneriscono.

Servire caldo.

Infomazioni nutrizionali per pozione: Kcal: 180, Proteine: 4.9g, Carboidrati: 7g, Grassi: 41g

24. Verdure a fette cotte in una wok

Ingredienti:

450g di funghi button, a fette

1 peperone medio, tagliato a fette

1 peperone medio, tagliato a strisce

7-8 teste di cavolfiori

½ tazza di parmegiano

7-8 cavolini di Bruxelles, a metà

1 cucchiaio di salsa di pomodoo, senza zucchero

1 pomodoro arrostito, grossolanamente tagliato

1 cucchiaino di sale

4 cucchiai di olio extra vergine d'oliva

Preparazione:

Lavare accuratamente e tagliare a fette i funghi nella lunghezza.

In una grande wok, scaldate l'olio d'oliva a temperatura medio alta. Aggiungere il cavolfiore e i cavolini di Bruxelles e cuocere per 10 minuti, girando costantemente. Ora aggiungere il peperone a striscioline, il pomodoro arrostito, il sale, la salsa di pomodoo, e il parmigiano. Girate per bene e cuocete per altri 10 minuti.

Ora potete aggiungere i funghi e continuate a cuocete per 5-7 minuti. Mescolate un ultima volta e servite caldo.

Infomazioni nutrizionali per pozione: Kcal: 313, Proteine: 18.9g, Carboidrati: 14g, Grassi: 32g

25.   Stufato di cavolfiori

Ingredienti:

900g di cavolfiori

1 cucchiaio peperoncino piccante, macinato

1 cucchiaio di olio vegetale

180g di salsa di pomodoro, senza zucchero

2 peperoni jalapenos, tagliati a strisce

1 grande pomodoro, grossolanamente tagliato

1 grande cipolla, sbucciata e finemente tagliata

1 tazza di funghi button, a fette

¼ cucchiaio di sale

1 foglia di alloro

2 ½ tazze di brodo vegetale

1 cucchiaino di timo

3 spicchi d'aglio, schiacciati

Preparazione:

Scaldare una padella a fuoco alto. Scaldare l'olio vegetale e aggiungere il cavolfiore. Cuocere, mescolando costantemente, finchè diventano dorati. Trasferite in una pentola profonda. Nella stessa padella, friggere le cipolle, a temperatura media. Cuocere le cipolle per 5 minuti.

Ora aggiungere gli jalapenos, la salsa di pomodoro, il peperoncino piccante, l'aglio e il sale. Continuate a cuocete per 3-4 minuti. Trasferite in una pentola.

Aggiungere gli ingredienti rimanenti e coprire con un coperchio. Abbassare il calore al minimo e cuocere per 1 ora.

Infomazioni nutrizionali per pozione: Kcal: 180, Proteine: 13g, Carboidrati: 25g, Grassi: 8.9g

26. Crostata di Spinaci

Ingredienti:

1 pacco (270g) di spinaci, tagliati

4 uova intere

½ tazza di latte di cocco

60g di formaggio Feta

¼ tazza di parmigiano grattugiato

½ tazza di Mozzarella

3 cucchiai di olio vegetale

1 cucchiaino di sale

½ cucchiaino di pepe nero

Preparazione:

Pre-riscaldare il forno a 180°C. oliare una teglia da forno con olio vegetale e mettete da parte.

Sbattere l' uovo in una ciotola. sbattere il latte a velocità alta. Aggiungere il parmigiano e continuare a sbattere finchè il tutto è unito. Mettete da parte.

Posizionare gli spinaci tagliati in una teglia oliata e aggiungere la Feta. Aggiungere il miscuglio di uovo e coprire completamente tutti gli ingredienti.

Infornare per circa 40-45 minuti o finchè il formaggio si è sciolto e leggermente dorato.

Rimuovere dal forno e far riposare per 10-15 minuti prima di servire.

Infomazioni nutrizionali per pozione: Kcal: 190, Proteine: 15g, Carboidrati: 8g, Grassi: 20g

27. Agnello e Lattuga con Formaggio di capra e Pomodori

Ingredienti:

5 pomodori ciliegini, interi

Una manciata di olive nere

1 cipolla media, sbucciata e a fette

105g di fomaggio di capra

2 radicchio, a fette

105g di agnello

2 cucchiai di succo di limone fresco

3 cucchiai di olio extra vergine d'oliva

Sale q.b.

Preparazione:

Posizionare le verdure in una grande ciotola. Aggiungere l'olio d'oliva, il fomaggio di capra, il succo di lime e del sale. Agitare per Unire.

Infomazioni nutrizionali per pozione: Kcal: 225, Proteine: 18.5g, Carboidrati: 10g, Grassi: 35g

28.   Funghi Button

Ingredienti:

2 piccole zucchine, a fette in lunghezza

½ tazza di formaggio cottage

1 tazza di agnello

1 tazza di pomodori ciliegini

½ tazza di funghi button, a fette

1 cucchiaino di sale

½ cucchiaino di pepe nero macinato

2 cucchiai di olio d'oliva

Preparazione:

Lavare e asciugare le zucchine con del pepe. Tagliare a fette in lunghezza.

Usare una grande griglia e oliarla con dell'olio d'oliva. Scaldare a fuoco medio-alto le zucchine a fette. Grigliare per 3-4 minuti per lato, rimuovere dalla fiamma e far riposare per un pò.

Intanto, aggiungere i funghi su una griglia e grigliare finchè i liquidi evaporano. Rimuovere dalla fiamma e far riposare per un pò.

Posizionare l'agnello, il formaggio cottage, e i pomodori ciliegini in una grande ciotola. Aggiungere le zucchine grigliate, i funghi e condire con sale e pepe. Agitare per unire e servire.

Infomazioni nutrizionali per pozione: Kcal: 220, Proteine: 27g, Carboidrati: 14g, Grassi: 24g

29.   Rotoli di verdure e cavolo

Ingredienti:

450g di foglie di cavolo

3 grandi uova

½ tazza di cavolfiore, pre-cotte e finemente tagliate

1 pomodoro medio

1 cucchiaio di prezzemolo fresco, tagliato

¼ cucchiaino di sale marino

¼ cucchiaino di pepe nero, macinato

5 cucchiai di olio d'oliva

Preparazione:

Gentilmente, posizionare le uova in una pentola profonda. Aggiungere abbastanza acqua per coprire il tutto e far bollire. Cuocere per 10 minuti. Rimuovere dalla fiamma, far raffreddare per un pò e sbucciare. Posizionare in una ciotola media e schiacciare con una forchetta. Mettete da parte.

Lavare, sbucciare e tagliare finemente il pomodoro. Posizionarlo in una grande ciotola. Unire le uova, il cavolfiore tagliato, il prezzemolo, il sale, e il pepe. Aggiungere circa 2 cucchiai di olio d'oliva a questo miscuglio. Posizionare circa 2 cucchiai di questo miscuglio al centro di ogni foglia di cavolo. Arrotolare e chiudere.

Ora aggiungere il rimanente olio in una pentola profonda. Posizionare attentamente i rotoli in una pentola e aggiungere circa 1 tazza di acqua. Coprire e cuocere a fuoco medio-alto per circa 20 minuti.

Infomazioni nutrizionali per pozione: Kcal: 240, Proteine: 29g, Carboidrati: 27g, Grassi: 42g

30. Stufato Caldo di Broccoli

Ingredienti:

360g di broccoli a spugna

½ tazza di cavolini di Bruxelles, a metà

½ tazza di cavolfiore, tagliato

Una manciata di cavolo finemente tagliato

3 cucchiai di olio di sesamo

1 cucchiaino di zenzero, grattugiato

½ cucchiaino di sale

¼ tazza di yogurt di latte di capra

Preparazione:

Scaldate l'olio in una grande padella. Aggiungere i cavoli e il cavolfiore tagliato. Cuocete per 10-15 minuti, girando costantemente.

Aggiungere dei broccoli, lo zenzero zenzero, il sale, e il cavolo. Aggiungere circa ¼ tazza di acqua e continuare a cuocere per altri 10 minuti. Quando l'acqua è evaporata, aggiungere lo yogurt e rimuovere dalla fiamma.

Servire caldo.

Infomazioni nutrizionali per pozione: Kcal: 214, Proteine: 9g, Carboidrati: 13g, Grassi: 15g

31.   Kebab Vegetariano

Ingredienti:

450g cavolfiori, a metà

2 grandi cipolle, grattugiate

5 cucchiai di olio extra vergine d'oliva

½ cucchiaino di pepe rosso, schiacciato

½ cucchiaino di oigano

¼ cucchiaino di sale

¼ cucchiaino di pepe nero macinato

1 cucchiaio di la salsa di pomodoo

2 tazze di acqua tiepida

1 grande pomodoro, a fette a spicchi

½ peperone verde, tagliato

1 tazza di yogurt bianco, o panna acida

Preparazione:

Prima di tutto, inserire le cipolle in un mixer e frullare. Trasferire il liquido in una grande ciotola, e rimuovere la polpa rimanente.

Tagliare il cavolfioe e tagliare in piccoli pezzi.

Unire le spezie con 2 cucchiai di olio d'oliva e cipolle. Mescolare bene. Ora aggiungere il cavolfiore e mescolare tutto insieme. Coprire con un coperchio e mettete da parte.

Ora, pre-riscaldare l' olio d'oliva rimanente a temperatura media. Aggiungere la salsa di pomodoro e mescolare bene. Se sei un fan del cibo piccante, puoi aggiungere un pizzico peperoncino piccante schiacciato. Questo, tuttavia, è opzionale. Ora aggiungere l' acqua, un pizzico di sale, e gentilmente cuocere a fuoco lento un paio di minuti. Rimuovere dalla fiamma e mettete da parte.

Intanto, scaldare 2 cucchiai di olio vegetale e aggiungere il cavolfiore. Soffriggere per circa 10 minuti. Ora aggiungere la salsa di pomodoo e le cipolle. Mescolare e cuocere per altri 5 minuti. Mettete da parte.

Posizionare il cavolfiore su un piatto, guarnire con pomodoro e pepe, e servire con dello yogurt o panna acida.

Buon appetito!

Infomazioni nutrizionali per pozione: Kcal: 190, Proteine: 12g, Carboidrati: 21g, Grassi: 22g

32. Gazpacho freddo

Ingredienti:

450g di pomodori, sbucciati e finemente tagliati

3 grandi cetrioli, finemente tagliati

3 cipollotti, finemente tagliati

1 cipolla rossa media, finemente tagliata

1 cucchiaio di salsa di pomodoro, senza zucchero

½ cucchiaino di sale

1 cucchiaio di cumino macinato

¼ cucchiaino di pepe

Prezzemolo fresco, fo serving

Preparazione:

Pre-riscaldare una padella anti-aderente a temperatura medio-alta. Aggiungere le cipolle e soffriggere per 3-4 minuti. Ora, aggiungere i pomodori, la salsa di pomodoro, il cetriolo, il cumino, il sale, e il pepe. Cuocete per altri 5 minuti, finchè si caramellizza.

Aggiungere 3 tazze di acqua tiepida, abbassate il fuoco al minimo e cuocere per circa 15 minuti. Ora aggiungete circa

1 tazza di acqua e fate bollire. Rimuovere dalla fiamma e servire con prezzemolo fresco.

Servire freddo.

Infomazioni nutrizionali per pozione: Kcal: 320, Proteine: 12.5g, Carboidrati: 70g, Grassi: 13g

33.   Hamburger alle mandorle

Ingredienti:

450g teste di cavolfiore, a fette

210g di mandorle, tostate

1 tazza di latte di mandorle

1 uovo

1 cucchiaino di sale marino

1 cucchiaio di burro di mandorle

1 tazza di farina di mandorle

½ tazza di prezzemolo, finemente tagliato

½ tazza di yougurt bianco

Olio vegetale

Preparazione:

Posizionare il cavolfiore in una pentola profonda. Aggiungere abbastanza acqua da coprire il tutto e fate bollire. Cuocete finchè il tutto si ammobidisce. Rimuovere dalla fiamma e trasferite in una ciotola. Aggiungere 1 cucchiaino di sale, latte di mandorle, e burro di mandorle.

Schiacciare il tutto finchè non diventa una purea omogenea. Mettete da parte.

Tagliare finemente le mandorle e unire al puré di cavolfiore. Aggiungere la farina di mandorle, le uova, e il prezzemolo. Mischiare il tutto per unire gli ingredienti. Usando le mani, create degli hamburger di 2.5cm di spessore.

Pre-riscaldare dell'olio a fuoco medio-alto. Friggere ogni hamburger per circa 2-3 minuti per lato.

Infomazioni nutrizionali per pozione: Kcal: 322, Proteine: 17g, Carboidrati: 18g, Grassi: 28g

34. Tortilla di fomaggio e lattuga

Ingredienti:

3 grandi foglie di lattuga

1 pomodoo medio

½ peperone, finemente tagliato

1 spicchio d'aglio, schiacciato

1 cucchiaino di origano

2 cucchiai di fomaggio di capra grattugiato (può essere sostituto da altri fomaggi)

1 cucchiaino di olio extra vergine d'oliva

½ cucchiaino di sale

2 cucchiai di prezzemolo finemente tagliato

Preparazione:

Unire il pomodoro, il peperone tagliato, lo spicchio d'aglio schiacciato, l'origano, l'olio d'oliva, il sale, e il prezzemolo in una grande ciotola. Cospargere del miscuglio su ogni foglia di lattuga e chiudere con uno spiedino e servire.

Buon appetito!

Infomazioni nutrizionali per pozione: Kcal: 133, Proteine: 7g, Carboidrati: 11g, Grassi: 21g

35. Verdure cotte con Menta fresca

Ingredienti:

105g di cicoria fresca

105g di asparagi, finemente tagliati

105g di chard svizzero

Una manciata di menta fresca , tagliata

Una manciata di insalata rocket

3 spicchi d'aglio, schiacciato

¼ cucchiaino di pepe nero macinato

1 cucchiaino di sale

¼ tazza di succo di limone

Olio d'oliva

Preparazione:

Riempire una grande ciotola acqua salata e aggiungere le verdure. Fate bollire and cuocete per 2-3 minuti. Rimuovere dalla fiamma e scolare.

In una padella media, scaldare 3 cucchiai di olio d'oliva. Aggiungere l'aglio schiacciato e soffriggere per circa 2-3 minuti. Ora aggiungere le verdure, il sale, il pepe, e circa metà succo di limone. Soffriggere le verdure per altri 5 minuti.

Rimuovere dalla fiamma. Condire con altro succo di lione e servire.

Infomazioni nutrizionali per pozione: Kcal: 55, Proteine: 4g, Carboidrati: 7g, Grassi: 8g

36.   Caponata

Ingredienti:

210g di cavolini di Bruxelles, tagliati a bocconcini

1 zucchina, a fette

1 cipolla media, sbucciata e tagliata

2 grandi pomodori, grossolanamente tagliati

105g di cavolo, a pezzi

1 peperoncino piccante medio

2 gambi di sedano

3 cucchiai di olio d'oliva

1 cucchiaio di aceto di vino rosso

Sale q.b.

1 cucchiaino di stevia

½ cucchiaio di basilico

Preparazione:

Tagliare le zucchine a bocconcini e condire con del sale. Far riposare per circa 5 minuti e scolare bene.

Intanto, scaldate l'olio d'oliva a fuoco medio. Aggiungere le cipolle e soffriggere per 2-3 minuti. Ora aggiungere il sedano, il basilico, la stevia, il sale, l'aceto, e i pomodori. Continuate a cuocere per altri 2 minuti.

Trasferite in una pentola profonda e aggiungere gli altri ingredienti. Aggiungere circa 1 tazza di acqua e cuocere per circa 20 minuti a fuoco alto.

Infomazioni nutrizionali per pozione: Kcal: 160, Proteine: 11g, Carboidrati: 28g, Grassi: 9g

37. Manicotti cremosi

Ingredienti:

5 crepes

¼ tazza di olio di cocco

90g di farina di cocco

2pts latte di cocco

264g di ricotta

90g di parmigiano grattugiato

150g di spinaci

condimento a piacere

Preparazione:

Pre-riscaldare il forno a 180°C.

Far bollire lentamente l'olio di cocco, la farina e il latte, sbattere costantemtente finchè si ispessisce. Inserire metà della salsa in una ciotola e mischiare con la ricotta, il parmigiano, gli spinaci, e il condimento scelto.

Stendere una crepes sulla superficie della wok. usare circa 1/5 del miscuglio e posizionarlo sulla crepes. Arrotolare la crepe e posizionarla su un foglio di carta forno. Ripetere il processo finchè non sono stati usati tutti gli ingredienti.

Infornare per 10 minuti, rimuovere dal forno e servire.

Infomazioni nutrizionali per pozione: Kcal: 500, Proteine: 31g, Carboidrati: 11.5g, Grassi: 50g

38. Zuppa di pomodori dolci

Ingredienti:

60g di pomodoro, sbucciato e grossolanamente tagliato

Pepe nero macinato q.b.

1 cucchiaio di sedano, finemente tagliato

1 cipolla, a dadini

1 cucchiaio di basilico, finemente tagliato

acqua fresca

Preparazione:

Pre-riscaldare una padella anti-aderente a temperatura medio-alta. Aggiungere le cipolle, il sedano, e il basilico fresco. Cospargere del pepe e soffriggere per circa 10 minuti, finchè si caramellizza.

Aggiungere il pomodoro e circa ¼ tazza di acqua. abbassate il fuoco al minimo e cuocete per circa 15 minuti, finchè il tutto è ben cotto. Ora aggiungere circa 1 tazza di acqua e far bollire. Rimuovere dalla fiamma e servire con prezzemolo fresco.

Informazioni nutrizionali per porzione: Kcal: 25 Proteine: 0.7g, Carboidrati: 4.9g, Grassi: 0.9g

39.   Barrette di proteine al cioccolato

Ingredienti:

1 tazza di mandorle tostate, finemente tagliate

½ tazza di burro di cacao

½ tazza di dolcificante, in polvere

2 cucchiai di semi di chia

¼ tazza di cacao in polvere

3 bianchi d'uovo

¼ tazza di latte di cocco

Preparazione:

Unire gli ingredienti in una ciotola e mischiare bene per unire il tutto. Creare delle polpette usando le mani e mettere in frigo per circa 30 minuti.

Infomazioni nutrizionali per pozione: Kcal: 260, Proteine: 11g, Carboidrati: 9g, Grassi: 28g

40. Insalata veloce

Ingredienti:

3 grandi uova

½ cetriolo, a fette

1 piccolo pomodoro, grossolanamente tagliato

1 tazza di lattuga

1 piccolo peperone verde, a fette

½ cucchiaino di sale

1 cucchiaio di il succo di lime

3 cucchiai di olio d'oliva

Preparazione:

Far bollire le uova per 10 minuti. Rimuovere dalla fiamma, strizzare e far riposare per un pò. Gentilmente sbucciare e tagliare a fette ogni uovo. Trasferite in un grande caraffa.

Ora, Unire le verdure in una caraffa di vetro. Aggiungere la carne e mischiare bene. Condire con sale e del succo di lime. Chiudere bene con un coperchio e siete pronti a partire.

Infomazioni nutrizionali per pozione: Kcal: 55, Proteine: 7g, Carboidrati: 2.8g, Grassi: 11.3g

41.   Insalata super salutare con

Ingredienti:

240g di sedano, tagliato a bocconcini

una manciata di barbabietola

1 grande pomodoro, tagliato

2 spicchi d'aglio, finemente tagliati

3 cucchiai di olio vegetale

delle foglie di menta

½ cucchiaino di sale

½ cucchiaino di pepe rosso

½ cucchiaino di pepe Cayenne

Preparazione:

Scaldare dell' olio vegetale in una grande padella. Soffriggere l'aglio per 2-3 minuti, o finchè è dorato. Ora aggiungere sedano, sale, pepe, e pepe cayenne. Cuocete per 10 minuti, a temperatura media, mescolando costantemente. Rimuovete dalla fiamma e trasferite in una ciotola.

Aggiungere una manciata di barbabietole, il pomodoro tagliato, e la menta fresca. Agitare bene per unire il tutto e servire.

Infomazioni nutrizionali per pozione: Kcal: 133, Proteine: 2.1g, Carboidrati: 15g, Grassi: 15.5g

42. Frullato di pesca e Zenzero

Ingredienti:

1 tazza di latte di cocco

1 cucchiaio di olio di cocco

1 cucchiaio di semi di chia

1 cucchiaino di zenzero, macinato

2 cucchiaini di dolcificante, in polvere

1 cucchiaino di estratto di pesca, senza zucchero

Preparazione:

Unire tutti gli ingredienti in un mixer e frullare per Unire il tutto. Puoi aggiungere dei cubetti di ghiaccio, ma questo è opzionale. Servire freddo.

Infomazioni nutrizionali per pozione: Kcal: 417, Proteine: 6g, Carboidrati: 10g, Grassi: 41g

43. Frullato di ciliegie e Avocado

Ingredienti:

½ avocado, tagliato

1 tazza di acqua di cocco, senza zucchero

1 cucchiaio di fresh il succo di lime

1 cucchiaino di dolcificante, in polvere

1 cucchiaino di estratto i ciliegie, senza zucchero

Preparazione:

Posizionare il ingredienti in un mixer e frullare per Unire. Servire freddo.

Infomazioni nutrizionali per pozione: Kcal: 210, Proteine: 4.5g, Carboidrati: 18g, Grassi: 16g

44. Frullato di Avocado

Ingredienti:

½ avocado, grossolanamente tagliato

1 tazza di latte di cocco

1 cucchiaio di noci, tagliate

1 cucchiaino di estratti di vaniglia, senza zucchero

1 cucchiaino di dolcificante, in polvere

Una manciata di cubetti di ghiaccio

Preparazione:

Posizionare tutt gli ingredienti in un frullatore e frullare per unire il tutto. Servire freddo.

Infomazioni nutrizionali per pozione: Kcal: 212, Proteine: 8g, Carboidrati: 12g, Grassi: 36g

45. Yogurt di cocco con semi di chia e mandorle

Ingredienti:

1 tazza di yogurt di cocco

3 cucchiai di semi di chia

1 cucchiaino di mandorle tostate, finemente tagliate

2 cucchiaini di dolcificante, in polvere

Preparazione:

Per questa ricetta semplice, Unire 3 cucchiai di semi di chia con 1 tazza di yogurt di coconut, 1 cucchiaino di mandorle macinate e 1 cucchiaio di miele. Usare una forchetta o un mixer per creare un miscuglio omogeneo. Far raffreddare in frigo.

Puoi unire ¾ tazza di yogurt di cocco con ¼ tazza di yogurt di riso per del sapore in più.

Infomazioni nutrizionali per pozione: Kcal: 312, Proteine: 14g, Carboidrati: 44g, Grassi: 41g

46. Pudding di Cocco

Ingredienti:

2 tazze di latte di cocco senza zucchero (puoi usare il latte di mandorle pera vere più sapore)

¼ tazza di fiocchi di cocco tostati

1 cucchiaio noci, finemente tagliate

1 cucchiaio di noccioline, finemente tagliate

1 cucchiaino di stevia, in polvere

1 cucchiaino di cannella, macinata

½ cucchiaio di estratto di vaniglia senza zucchero

Preparazione:

In una padella media far bollire 2 tazze di latte di cocco. Gentilmente aggiungere i fiocchi di cocco e abbassate il fuoco al minimo. Cuocete finchè la dimensione dell'impasto raddoppia e aggiungete le noci, le noccioline, la stevia, la cannella, e l'estratto di vaniglia.

Girate per bene e cuocete per altri 5 minuti.

Rimuovere dalla fiamma e far riposare per un pò. Trasferire in una ciotola e raffreddare in frigo per circa 30 minuti prima di servire.

Infomazioni nutrizionali per pozione: Kcal: 193, Proteine: 3.8g, Carboidrati: 6g, Grassi: 12g

ALTRI TITOLI DELL'AUTORE

70 Ricette efficaci per risolvere il problema del sovrappeso: brucia i grassi velocemente usando una dieta efficace e un'alimentazione intelligente.

Di

Joe Corea CSN

48 Ricette che risolvono l'acne: il percorso veloce e naturale per aggiustare i tuoi problemi di acne in meno di 10 giorni!

Di

Joe Corea CSN

41 ricette che prevengono l'Alzheimer: ridurre o eliminare l'Alzheimer in 30 giorni o meno!

Di

Joe Corea CSN

70 ricette contro il cancro al seno: previeni e combatti il cancro al seno con una nutrizione intelligente e del cibo sano.

Di

Joe Corea CSN

www.ingramcontent.com/pod-product-compliance
Lightning Source LLC
Chambersburg PA
CBHW051035030426
42336CB00015B/2880